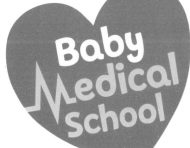

Baby Medical School

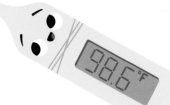

98.6 °F

mi visita al doctor

My Doctor's Visit Bilingual Edition

Cara Florance
Jon Florance

sourcebooks
eXplore

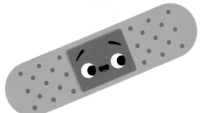

Cada año, vas a la oficina de tu doctora para asegurarte de que tu cuerpo esté funcionando bien. Un enfermero y la doctora revisan casi todo de ti. Todos quieren que sigas feliz y saludable.

Every year, you go to the doctor's office to make sure your body is working like it should. A nurse and doctor will check almost every part of you. They want to make sure you stay happy and healthy.

¡Vamos a ver de cerca lo que están revisando!

Let's take a closer look at what they are checking!

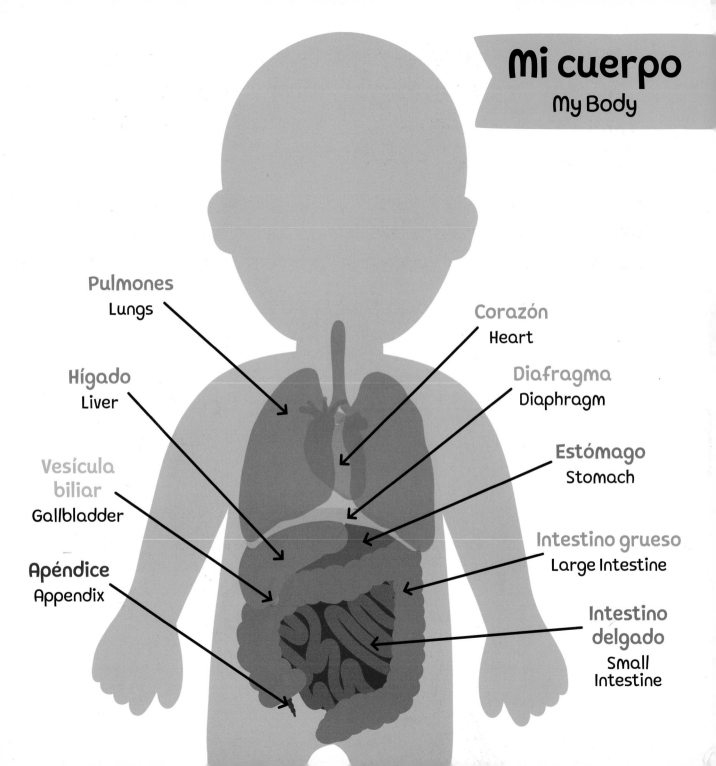

Mi cuerpo
My Body

Pulmones
Lungs

Hígado
Liver

Vesícula biliar
Gallbladder

Apéndice
Appendix

Corazón
Heart

Diafragma
Diaphragm

Estómago
Stomach

Intestino grueso
Large Intestine

Intestino delgado
Small Intestine

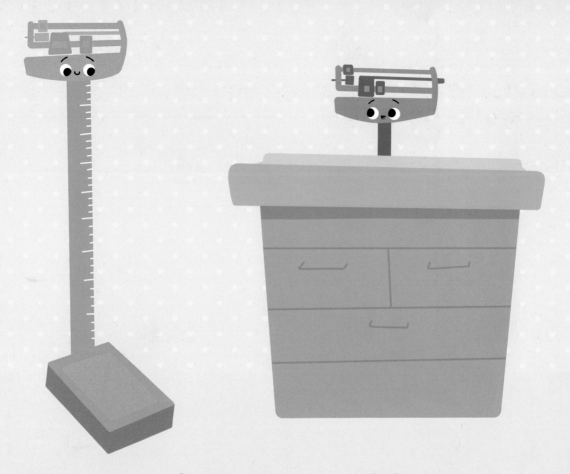

Durante tu visita, alguien toma medidas de tu estatura y tu peso. Los niños y las niñas saludables vienen en varias formas y tamaños, pero todos suelen crecer una cierta cantidad cada año.

During your visit, someone will take measurements like your height and weight. Healthy children can be many shapes and sizes, but they all tend to grow a certain amount each year.

La doctora se asegura de que vas creciendo la cantidad adecuada.

The doctor checks to make sure you are growing the right amount.

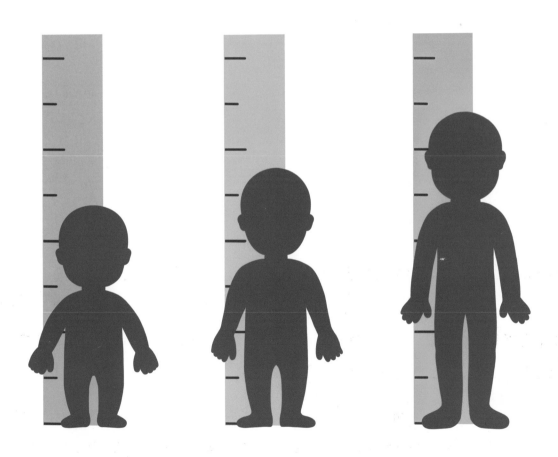

La doctora hace preguntas a ti y a tus padres para saber que recibes suficiente...

The doctor will ask you and your parent questions to make sure you are getting enough...

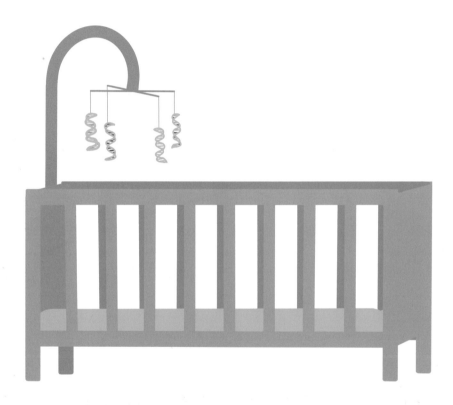

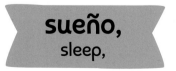

sueño,
sleep,

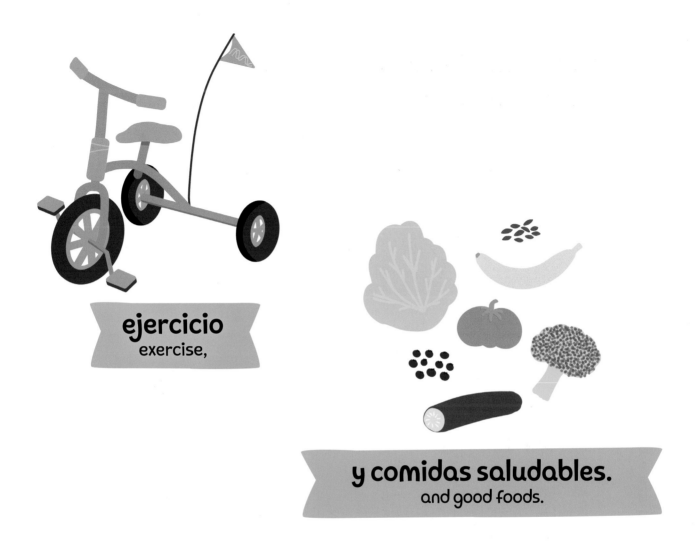

ejercicio
exercise,

y comidas saludables.
and good foods.

¡Estas son algunas de las cosas más importantes que puedes hacer para mantener tu salud!

Those are some of the most important things you can do to stay healthy!

Tu doctora escucha a tus pulmones con un estetoscopio mientras respiras. ¡En verdad se puede escuchar el aire que entra y sale de tus pulmones!

Your doctor will listen to your lungs with a stethoscope while you breathe. You can actually hear the air going in and out of your lungs!

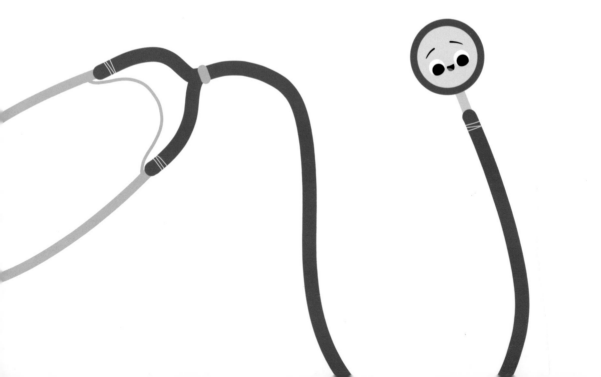

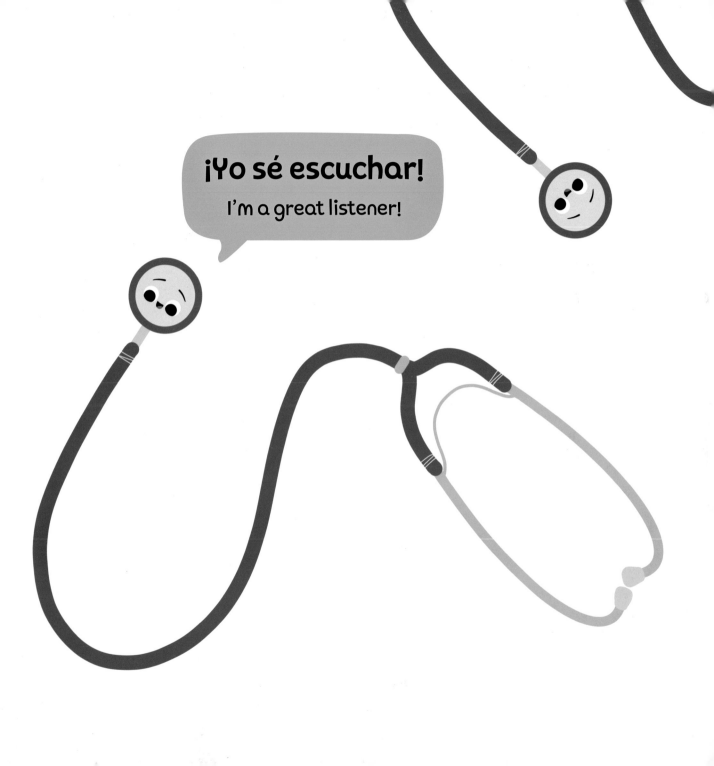

Tu diafragma mueve tus pulmones.

Your diaphragm moves your lungs.

Se respira para
adentro oxígeno

Breathe in oxygen

Se respira para
afuera dióxido
de carbono

**Breathe out
carbon dioxide**

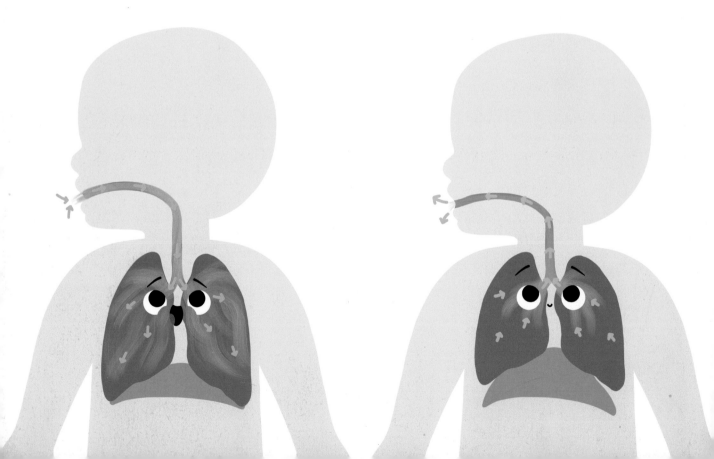

Tus pulmones son como globos dentro de tu pecho. Toman el aire que respiras (para agarrar oxígeno), y después sacan los gases residuales (como el dióxido de carbono).

Your lungs are like balloons in your chest. They take in the air you breathe (to get oxygen), and then push out waste gases (like carbon dioxide).

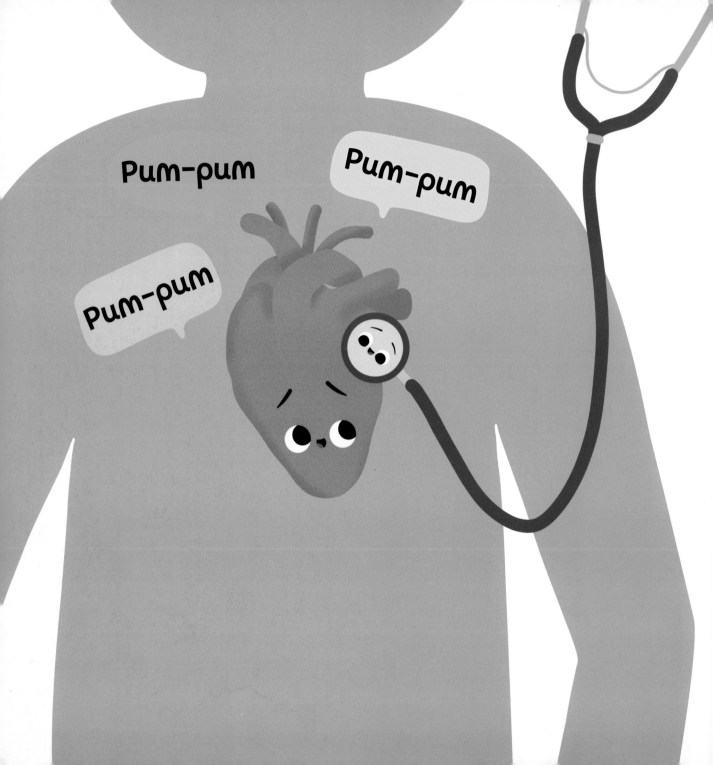

Tu doctora usa el estetoscopio de nuevo para escuchar a tu corazón.

Your doctor will use the stethoscope again to listen to your heart.

Si pones tu mano sobre tu pecho, ¡tal vez puedas sentir el latido de tu corazón!

If you put your hand on your chest, you might be able to feel your heart beating!

Tu doctora trata de escuchar las diferentes partes donde corre la sangre en tu corazón. ¡El camino puede parecer bastante complicado!

Your doctor will try to listen to the different places where blood flows in your heart. The path can seem pretty complicated!

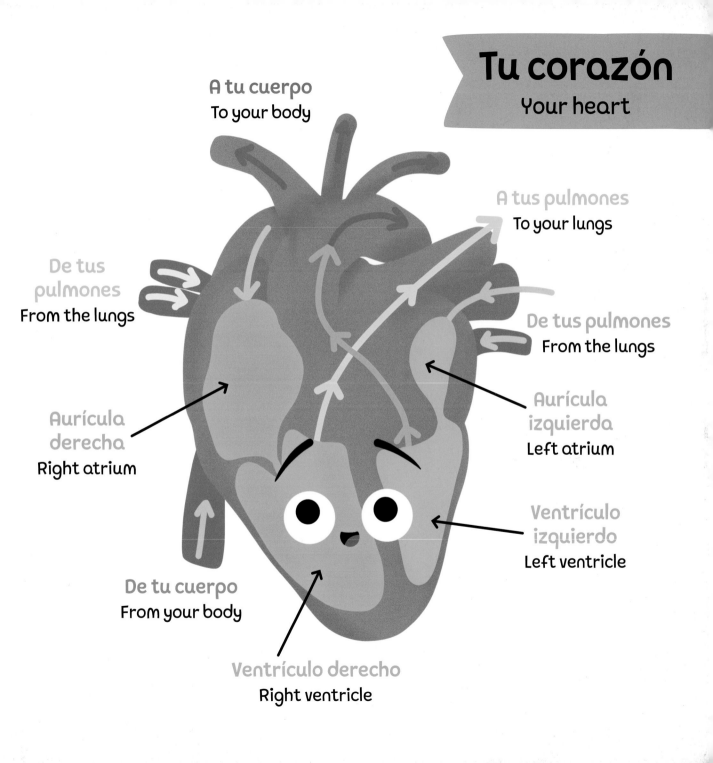

Tu corazón
Your heart

A tu cuerpo
To your body

A tus pulmones
To your lungs

De tus pulmones
From the lungs

De tus pulmones
From the lungs

Aurícula derecha
Right atrium

Aurícula izquierda
Left atrium

Ventrículo izquierdo
Left ventricle

De tu cuerpo
From your body

Ventrículo derecho
Right ventricle

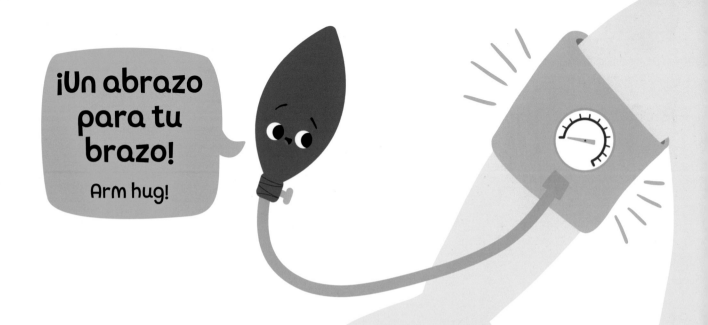

¡Un abrazo para tu brazo!

Arm hug!

El enfermero o la doctora pone una manguita alrededor de tu brazo y la infla, después la desinfla despacito mientras escucha a tu brazo. Se siente apretado, pero no duele.

The nurse or doctor will put a wrap around your arm and blow it up, then deflate it slowly while listening to your arm. It feels tight, but it won't hurt.

Esto se llama esfigmomanóametro (¡uy!), o simplemente un medidor de presión arterial. Ayuda a medir lo duro que está trabajando tu corazón para bombear tu sangre.

This is called a sphygmomanometer (whoa!), or simply a blood pressure cuff. It helps measure how hard your heart is working to pump your blood.

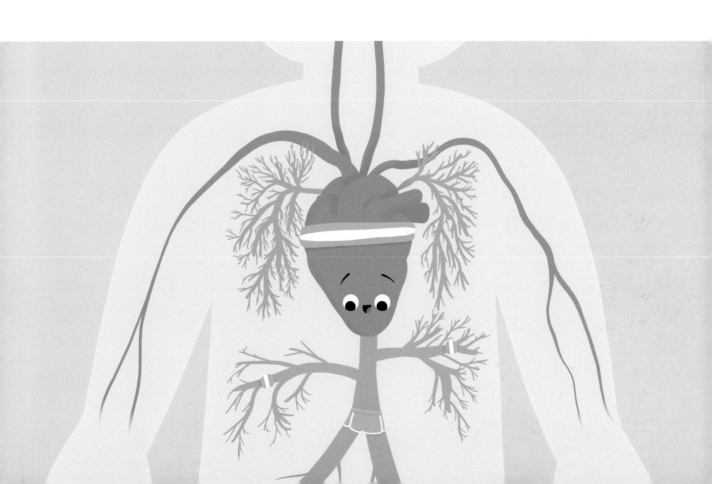

Tus pulmones, corazón y sangre trabajan juntos para mandar oxígeno a tu cuerpo.

Your lungs, heart, and blood work together to deliver oxygen to your body.

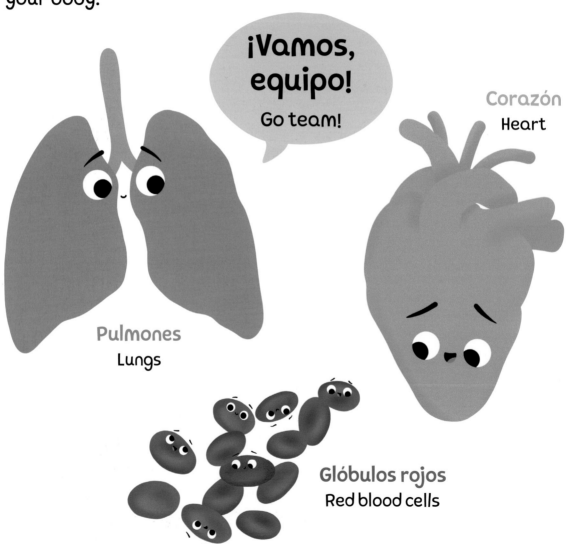

¡Vamos, equipo!

Go team!

Corazón

Heart

Pulmones

Lungs

Glóbulos rojos

Red blood cells

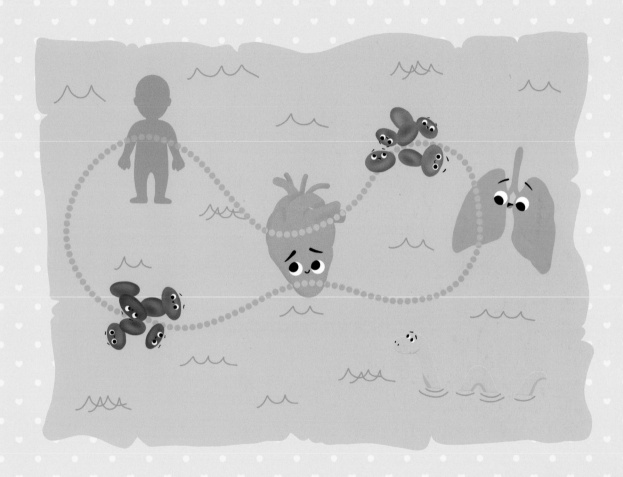

Tu sangre pasa por tus pulmones donde recoge oxígeno.

Your blood flows past your lungs, where it picks up oxygen.

Tu corazón bombea y empuja esa sangre por tu cuerpo.

Your heart pumps and pushes that blood throughout your body.

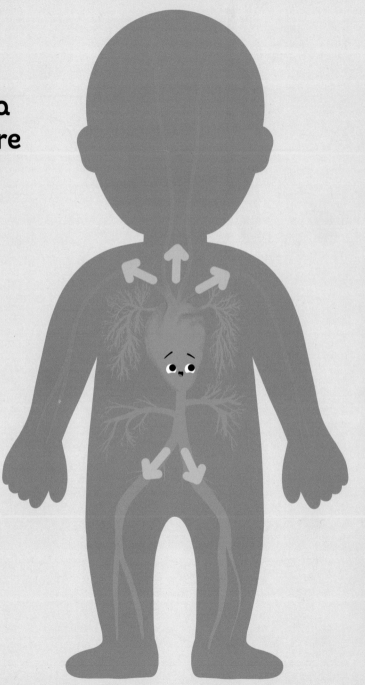

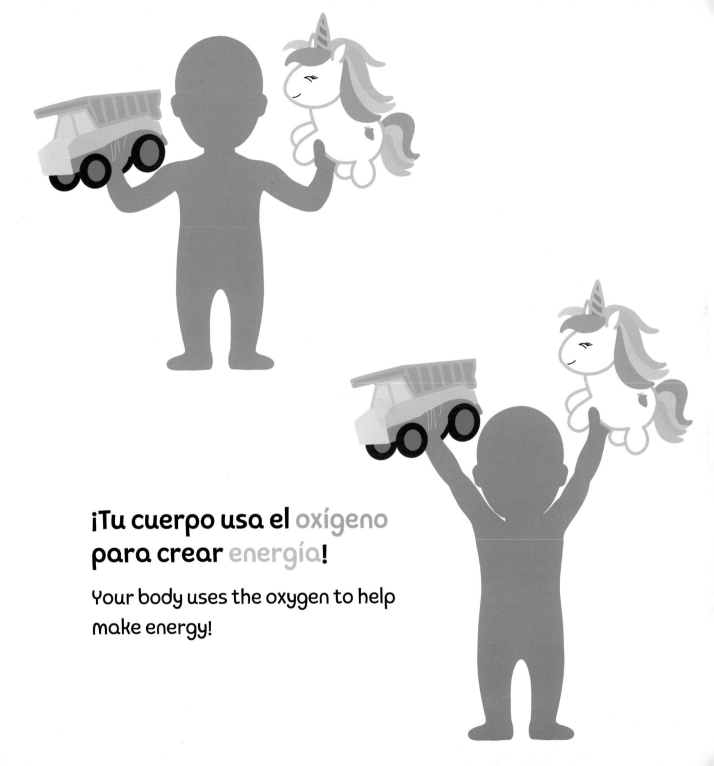

¡Tu cuerpo usa el oxígeno para crear energía!

Your body uses the oxygen to help make energy!

La doctora mira dentro de tus oídos, nariz, boca y ojos para ver si tienes alguna infección o algo con aspecto curioso.

The doctor will look into your ears, nose, mouth, and eyes to see if you have any infections or funny-looking things in there.

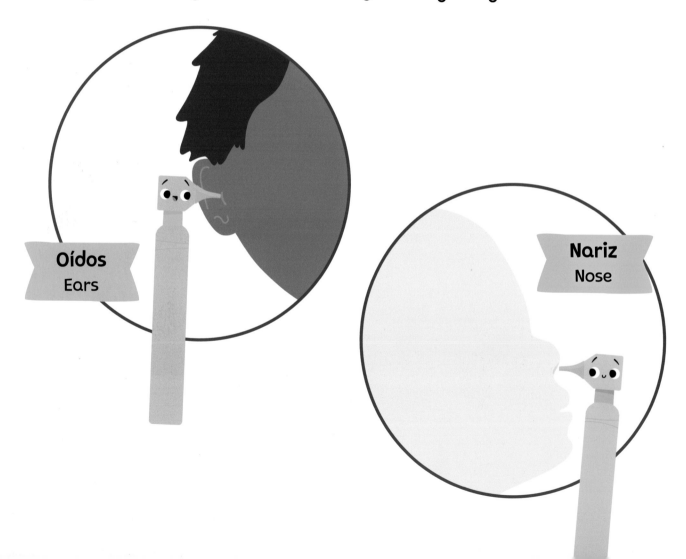

Oídos
Ears

Nariz
Nose

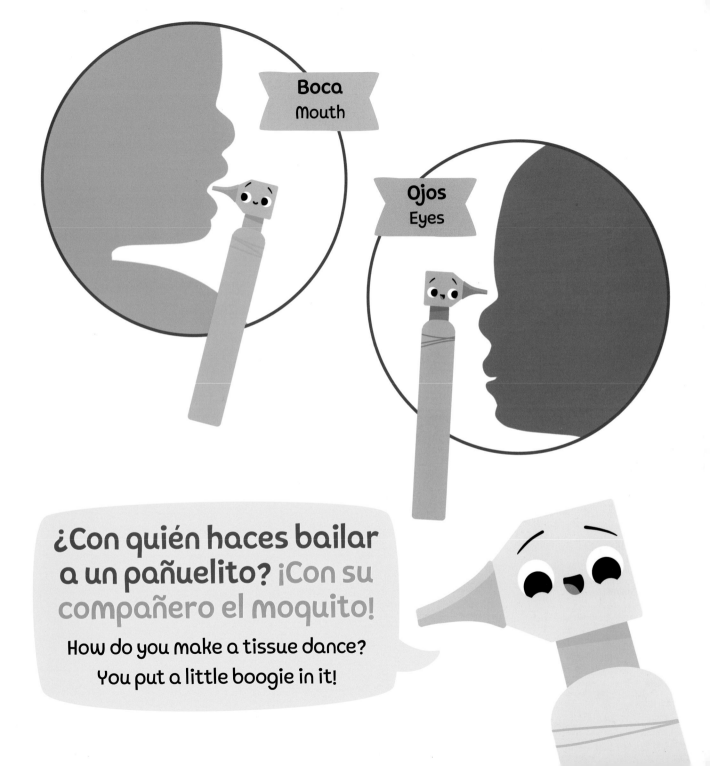

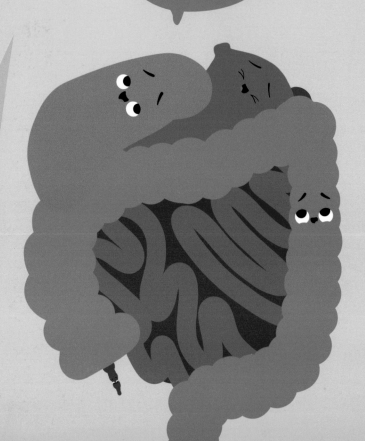

La doctora toca tu pancita para revisar todos esos órganos que hacen cosquillas. Esos órganos toman nutrientes de la comida que comes, ¡y los mandan a tu sangre!

The doctor will also feel your belly to check all those ticklish organs. Those organs take nutrients from the food you eat and deliver them to your blood!

La doctora siente debajo de tu cuello, cerca de tus axilas y otras partes de tu cuerpo para revisar tus ganglios linfáticos.

The doctor will feel under your neck, near your armpits, and along other parts of your body to check your lymph nodes.

Los ganglios linfáticos son parte de tu sistema inmunitario, y pueden hincharse si estás enfermo.

Lymph nodes are part of your immune system and can swell if you are sick.

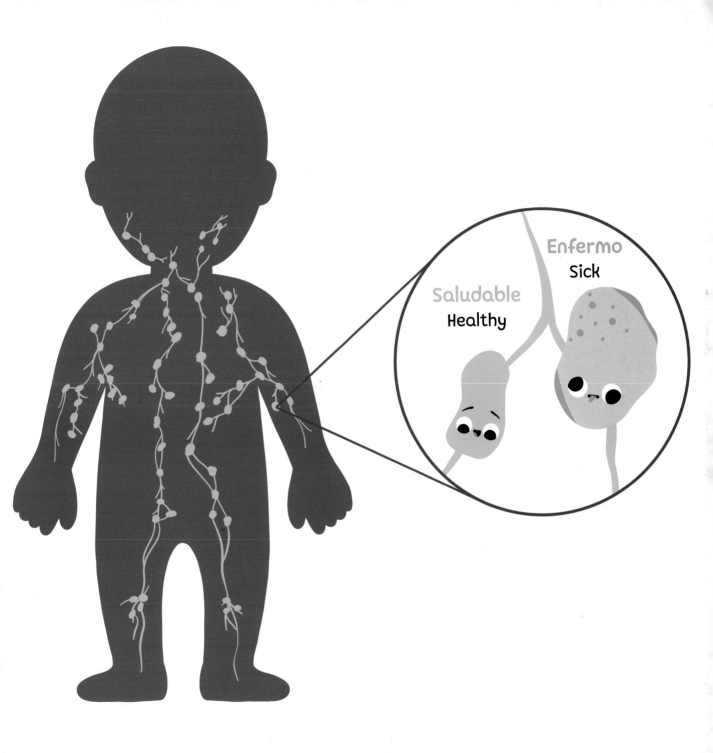

Al final de tu chequeo, la doctora o el enfermero te pueden poner una vacuna. Es una forma de prevención para que los gérmenes que son muy malos no te enfermen. La mayoría de vacunas son inyecciones, así que puede doler un poco, pero sólo por un segundito.

At the end of your checkup, the doctor or nurse might give you a vaccine. This is a way to stop some very bad germs from making you sick. Most vaccines are shots, so it might hurt a little, but only for a second.

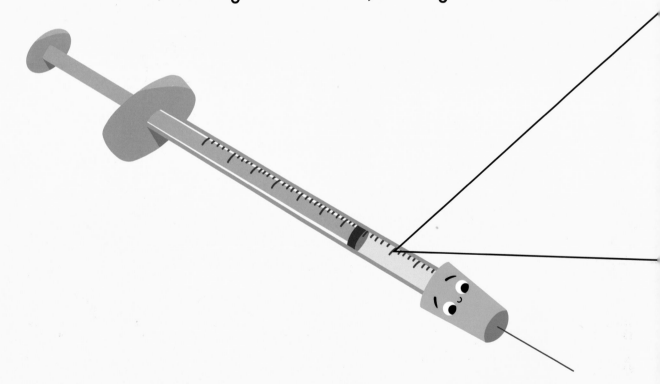

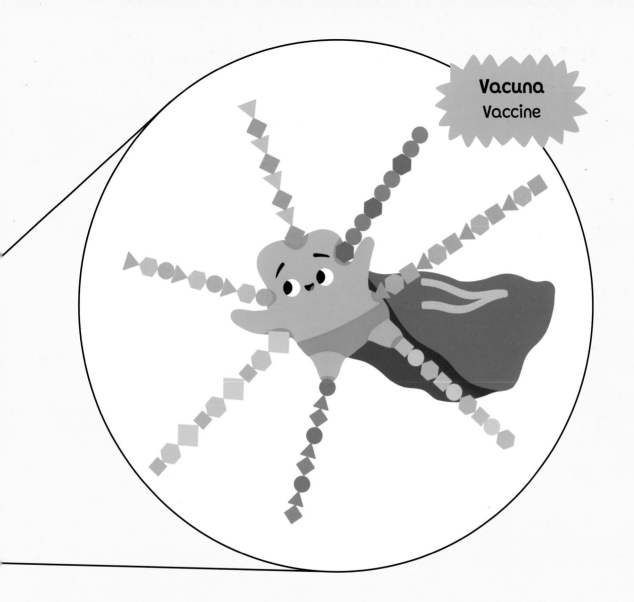

¡Respira profundo y recuerda que eres valiente por mantener tu cuerpo seguro!

Take a deep breath and know you are brave for keeping your body safe!

¡Visitar a la doctora para un chequeo médico puede ser muy divertido! Puedes aprender mucho sobre tu cuerpo, ¡y debes sentir orgullo por cuidarlo tan bien!

Going to the doctor for a checkup can be a lot of fun! You can learn so much about your body and you should feel proud for taking such good care of it!

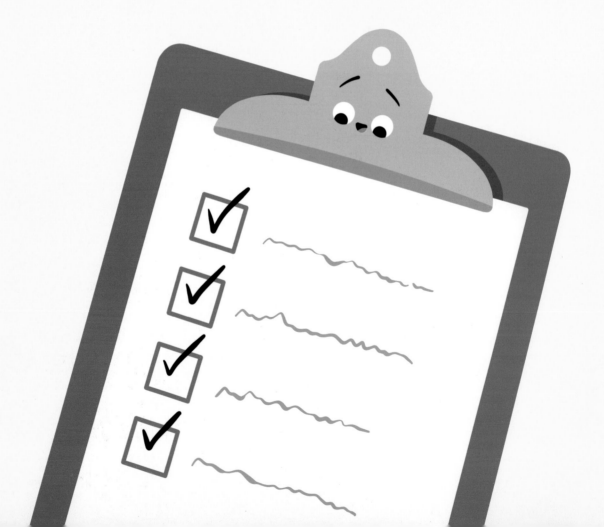

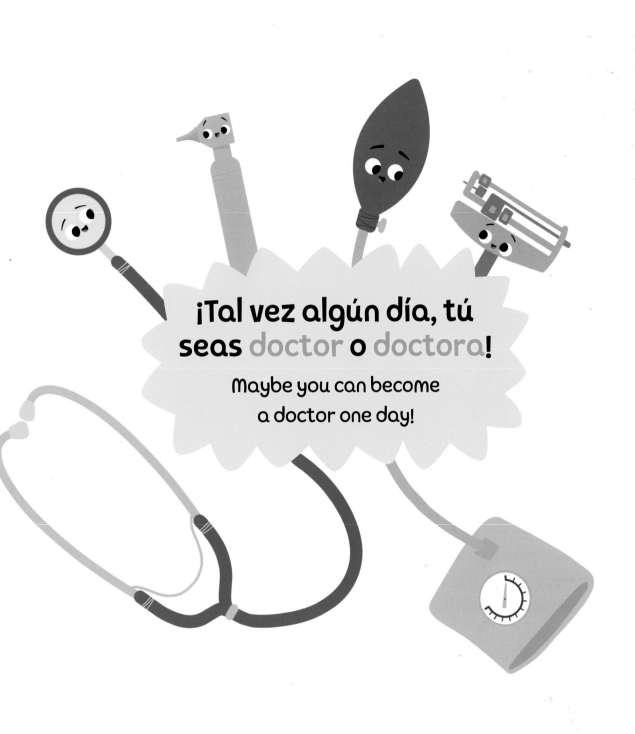

¡Tal vez algún día, tú
seas doctor o doctora!

Maybe you can become
a doctor one day!

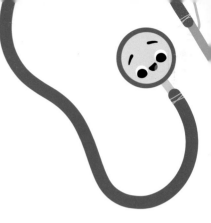

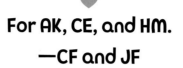

For AK, CE, and HM.
—CF and JF

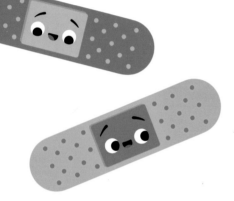

Procreate was used to prepare the full color art.

Published by Sourcebooks eXplore, an imprint of Sourcebooks Kids

P.O. Box 4410, Naperville, Illinois 60567-4410

(630) 961-3900

sourcebookskids.com

Library of Congress Cataloging-in-Publication Data is on file with the publisher.

Source of Production: Wing King Tong Paper Products Co. Ltd., Shenzhen, Guangdong Province, China

Date of Production: June 2021

Run Number: 5021791

Printed and bound in China

WKT 10 9 8 7 6 5 4 3 2 1